Scheidengesundheit durch Urinbewusstsein
Nutze Deinen goldenen Tropfen

AF282339

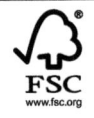

Mutter Hautberg

*Scheidengesundheit durch
Urinbewusstsein*

Nutze Deinen goldenen Tropfen

Bibliografische Information der Deutschen Nationalbibliothek
Die Deutsche Nationalbibliothek verzeichnet diese Publikation in der Deutschen Nationalbibliografie; detaillierte bibliografische Daten sind im Internet über http://dnb.d-nb.de abrufbar.

ISBN: **978-3-8192-6526-6**

Copyright (2025) Mutter Hautberg
Verlag: BoD · Books on Demand GmbH,
Überseering 33, 22297 Hamburg,
bod@bod.de
Druck: Libri Plureos GmbH,
Friedensallee 273, 22763 Hamburg
Alle Rechte bei dem Autoren.

15,99 Euro

Vorwort von Mutter Hautberg

Wenn du dieses Buch in den Händen hältst, hast du bereits einen ersten Schritt getan: Du spürst, dass etwas in dir ruft. Vielleicht ist es ein Flüstern, vielleicht eine brennende Neugier, vielleicht eine Müdigkeit von all den entfremdeten Methoden, die dir von außen auferlegt wurden. Dieses Buch will dich nicht belehren. Es will erinnern.
Ich schreibe dir nicht als Ärztin, nicht als Wissenschaftlerin, sondern als Frau. Als Körper. Als Haut, Schleimhaut, Erinnerung. Ich habe meine Zeit damit verbracht, die Welt da draußen zu vergessen – um in mir selbst wieder etwas zu finden, das nie verloren war. In Schwitzhütten, mit Wurzelkräutern, mit Blut an den Händen, mit Tränen im Schoß.
Die eigene Vagina ist ein Raum. Ein Tempel. Ein Ort, der zu oft ignoriert, beschämt, verschlossen oder nur durch die Brille der Medizin betrachtet wird. Ich habe mir erlaubt, ihn neu zu befragen. Mit Urin. Mit dem, was in unserer modernen Welt als Abfall gilt – obwohl es in der alten Welt als Gold galt. Es ist dein Wasser. Es ist deine Signatur. Und wenn du ihn zurückführst, an deinen Schoß, in dich hinein – geschieht etwas. Still, kraftvoll, weich.
Ich weiß, dass dieses Thema Widerstand weckt. Auch in dir vielleicht. Ich lade dich nicht ein, an etwas zu glauben. Ich lade dich ein, zu fühlen. Zu spüren, wie es ist, wenn dein eigener Körper wieder mit sich selbst spricht. Ohne Filter. Ohne Produkte. Ohne Werbung. Nur du. Nur Tropfen. Nur Haut.

Dieses Buch enthält keine Regeln. Es enthält Möglichkeiten. Es gibt dir einfache Methoden, Techniken und Erfahrungsräume, wie du deinen Urin bewusst zurückführen kannst – mit Baumwolle, mit Haltungen, mit Atem. Es spricht von Liebe, von Grenzen, von Zyklen, von Würde. Ich schreibe es für dich – aber auch für die vielen Stimmen, die mir begegnet sind. Frauen, die still litten. Frauen, die sich schämten. Frauen, die ahnten, dass es anders gehen muss. Frauen, die sich erinnert haben.

Möge es dir dienen. Möge es dich bestärken. Mögest du weich werden im Mut. Und klar in deiner Intuition.

Deine

Mutter Hautberg
im neunten Herbst ihrer Rückbindung

Kapitel 1 – Mein erster Tropfen

Ich erinnere mich genau. Es war ein Wintermorgen, klar, kalt, die Sonne stand tief über dem Feld hinter meinem Haus. Ich war Anfang fünfzig, allein, und mein Körper sprach leise, aber deutlich. Immer wieder diese leichte Reizung im Intimbereich – kein Schmerz, keine Krankheit, aber ein Störgefühl. Als würde etwas aus der Balance sein. Ich hatte alles durch: Intimwaschlotionen, feuchte Tücher, Teebaumöl. Ich achtete auf Baumwollunterwäsche, auf den pH-Wert, auf alles, was man uns so rät. Doch nichts blieb. Es kam immer wieder.

Dann erinnerte ich mich an etwas, das meine Großmutter einmal gesagt hatte, als ich noch ein Kind war. „Wenn du nicht mehr weiterweißt, gib dir selbst zurück, was aus dir kam." Damals verstand ich nicht, was sie meinte. Heute weiß ich, sie sprach von Urin. Nicht von Medizin, nicht von Gurkenwickeln oder Pillen – sondern von dem einfachsten und persönlichsten Heilmittel, das wir besitzen: unserem eigenen Harn.

Ich begann, zu lesen. Alte Bücher, Heilkundlerinnen, Naturärzte. Fast immer war die Anwendung auf die Haut beschränkt – bei Insektenstichen, Ekzemen, Wunden. Aber kaum jemand sprach über den Einsatz im Intimbereich. Dabei war es doch gerade dort, wo die Haut am empfindlichsten ist. Wo Schleimhäute direkten Zugang zum Körperinneren bieten. Warum also nicht dort beginnen?

Ich wollte keine radikale Methode, keine Provokation. Ich wollte Erleichterung. Also begann ich einfach. Mit einem kleinen, frischen Tropfen Urin am Morgen – auf ein weiches Stofftuch gegeben und vorsichtig auf die äußere Vulva gelegt. Ich wartete. Spürte. Es brannte nicht. Es juckte nicht. Im Gegenteil – es fühlte sich warm an. Irgendwie beruhigend. Wie ein Zeichen.

Am dritten Tag bemerkte ich es: Das Reizgefühl war weg. Vollständig. Ich konnte es kaum glauben. Und doch: mein Körper hatte es mir selbst gegeben.

Von da an tastete ich mich weiter. Ich begann, ein paar Tropfen gezielt an den Vaginaleingang zu geben. Später, mit einer Pipette oder einem getränkten Tampon, auch weiter hinein. Immer frisch. Immer achtsam. Immer verbunden mit einem Gefühl von „Ich gebe mir zurück, was ich selbst geschaffen habe."

Es ging nie um große Mengen. Es ging nie um Kontrolle. Es ging um Verbindung. Um Rückgabe. Ich stellte fest, dass meine Schleimhäute ruhiger wurden. Dass der natürliche Geruch wieder klarer wurde. Nicht fremd oder „parfümiert", sondern gesund. Eigen. Ich fühlte mich nicht mehr wie eine Störstelle meines Körpers, sondern wie eine Hüterin.

Die Entscheidung, nichts mehr zu verstecken

Es war ein großer Schritt, offen darüber zu sprechen. In den Heilkreisen, in denen ich arbeite, war Eigenurin immer wieder Thema – aber nie im Zusammenhang mit der Vagina. Ich

merkte, wie tief die Scham sitzt. Wie viele Frauen gelernt haben, diesen Bereich zu säubern, zu bedecken, zu beruhigen – aber nie zu *erkennen*. Dabei ist dort nichts Fremdes. Nur wir selbst.
Ich fing an, mit anderen Frauen darüber zu sprechen. Zuerst zögerlich. Ich sagte: „Ich habe etwas probiert. Es klingt seltsam, aber es hat geholfen." Und jedes Mal, wenn ich das Wort „Urin" aussprach, senkten sich Blicke. Aber nie aus Ekel – sondern aus Unsicherheit. Viele fragten: „Wirklich? Und du hattest keine Beschwerden?" Ich sagte: Nein. Nichts. Im Gegenteil.
Einige wagten es. Eine Frau mit chronischem Brennen nach dem Sex. Eine andere mit ständiger Trockenheit. Eine dritte, die sagte, sie fühle sich unten „tot". Und alle drei kamen zurück. Mit leuchtenden Augen. Mit neuen Fragen. Mit Dankbarkeit.
So begann dieses Buch.

Worum es wirklich geht
Ich will in diesem Buch nichts beweisen. Ich will erzählen, zeigen, anbieten. Die Methoden, die ich nutze, sind einfach: frischer Mittelstrahlurin, sauberes Stofftuch, Pipette, Tampon. Manchmal nur ein Finger. Und Zeit. Achtsamkeit. Der Wille, sich selbst nicht als Problem zu betrachten.
Die vaginale Anwendung von Urin ist kein Trick. Sie ist auch kein Wundermittel. Sie ist eine Einladung. Eine Einladung, den eigenen Körper wieder als sich selbst zu verstehen. Ohne Filter, ohne Produkte, ohne Selbstabwertung. Es ist auch keine Rückkehr in die Steinzeit. Es ist eine

Rückkehr zu einem inneren Wissen, das älter ist als jede Verpackung.
Du brauchst dafür keine neue Ausbildung. Du brauchst kein Labor. Du brauchst dich. Und deine Entscheidung, dich ernst zu nehmen.

Vorsicht, Klarheit und Selbstverantwortung
Ich werde in den folgenden Kapiteln viele Techniken vorstellen: das einfache Anfeuchten der äußeren Vulva, das gezielte Einführen kleiner Mengen Urin mit einer Pipette, das Tragen von befeuchteten Tampons über eine kurze Zeitspanne. Ich werde über Zyklusphasen sprechen, über Reinigung, über Dosierung.
Aber ich werde auch eines immer wieder sagen:
Du bist die Fachfrau deines Körpers. Spüre genau hin. Wenn sich etwas nicht gut anfühlt – höre auf. Wenn du unsicher bist – warte, lies weiter, lerne. Dies ist kein Aufruf zum „Alles probieren". Es ist ein Angebot, das auf Respekt basiert – vor dir selbst, vor deinem Körper, vor deinem Urin.
Eigenharn ist ein lebendiger Stoff. Er trägt Informationen, Hormone, Enzyme – und vor allem trägt er deine Geschichte. Ihn bewusst zurückzugeben an die Quelle, aus der er kam, kann vieles in Bewegung bringen. Auch emotional. Auch seelisch. Sei vorbereitet.

Am Anfang steht der Mut
Ich weiß, dass dieses Thema schwierig ist. Ich weiß, dass es dich Überwindung kosten kann, weiterzulesen. Aber ich verspreche dir: Wenn du dich selbst ernst nimmst – wirst du nicht enttäuscht. Viele Frauen haben bereits diesen

Weg gegangen. Nicht alle sprechen darüber. Aber sie spüren den Unterschied. Im Gang, in der Wärme, in der Selbstachtung.

Ich habe gelernt: Nicht jedes Heilmittel muss von außen kommen. Manchmal kommt es aus uns selbst. Und wenn wir es wagen, den ersten Tropfen zu ehren – beginnt etwas Großes.

Dieses Buch will dich begleiten. Schritt für Schritt. Tropfen für Tropfen.

Kapitel 2 – Die Grundlagen der Eigenurintherapie im Intimbereich

Viele Menschen denken beim Wort „Urin" zuerst an Ausscheidung. An das, was der Körper loswerden will. An Abfall. Kaum jemand erkennt auf den ersten Blick, dass Urin ein feiner, hochkomplexer Körpersaft ist – durchzogen von Informationen, Enzymen, Hormonen, Salzen und Mikrobestandteilen. Was kaum jemand weiß: Der eigene Urin ist steril, solange er frisch ausgeschieden wird. Und: Er ist auf dich abgestimmt. Kein anderes Mittel ist so individuell wie dein eigener Mittelstrahl.
Gerade für die Vaginalregion, in der natürliche bakterielle Balance und feine Schleimhautabwehr so entscheidend sind, kann der Einsatz von Eigenurin – achtsam und gezielt – regulierend und heilend wirken. Aber dafür braucht es ein grundlegendes Verständnis.

Was ist im Urin enthalten?
Urin besteht zu etwa 95 % aus Wasser. Die restlichen 5 % sind eine hochwirksame Mischung aus:

- **Harnstoff** – wirkt mild antiseptisch, feuchtigkeitsspendend, hautregenerierend
- **Kreatinin und Harnsäure** – natürliche Stoffwechselprodukte
- **Hormonen** – insbesondere bei Frauen im Zyklus relevant (z. B. Östrogene, Progesteronreste)

- **Salzen und Elektrolyten** – wie Kalium, Natrium, Chlorid
- **Vitamine** – in Spuren, v. a. B-Vitamine
- **Antikörpern und Enzymen** – je nach Immunstatus

Diese Bestandteile sind nicht „Abfall", sondern Ausdruck deines momentanen inneren Zustands. Sie können – frisch angewendet – dem Körper an anderer Stelle Impulse geben: zur Heilung, zur Regulierung, zur Rückverbindung.

Warum ist frischer Urin nicht gefährlich?

Das wichtigste Missverständnis rund um Urin ist: Er sei „dreckig". Doch medizinisch gesehen ist der **Mittelstrahlurin** bei gesunden Menschen **keimfrei**. Erst beim Kontakt mit der Umgebung oder mit der Harnröhrenmündung kommen ggf. geringe Mengen Bakterien hinzu. Diese sind jedoch meist körpereigene, für den Kontakt mit der Vagina nicht bedrohlich – eher sogar hilfreich für das mikrobielle Gleichgewicht.

Viele Hautärztinnen setzen Harnstoff (Urea) therapeutisch bei Neurodermitis, Ekzemen und Schuppenflechte ein. Was also spricht dagegen, ihn dort einzusetzen, wo er herkommt – im Schoß?

Warum Eigenurin in der Vagina sinnvoll sein kann

Die Vagina ist kein steriler Raum. Sie ist ein fein abgestimmtes Ökosystem aus Milchsäurebakterien, Enzymen, Schleimstoffen und Immunzellen. Diese Balance kann durch Stress, Hormonschwankungen, Antibiotika, Tampons, übertriebene Reinigung oder auch

Partnerschaftsstress gestört werden. Viele Frauen erleben dann Symptome wie:

- Brennen oder Trockenheit
- Geruchsveränderung
- Ausfluss
- leichte Reizungen oder wiederkehrende Pilzinfektionen

Hier kann Eigenurin sanft und regulierend eingreifen:

- Er **befeuchtet** die Schleimhaut ohne Fremdstoffe
- Seine **Enzyme und Hormone** geben der Vagina körpereigene Impulse zur Selbstregulation
- Der leicht saure pH-Wert kann unterstützend auf das bakterielle Gleichgewicht wirken
- Die **Eigeninformation** (energetisch gesprochen) stärkt das Körpergefühl

Wichtig: Der Mittelstrahl

Nicht der erste Tropfen. Nicht der letzte. Nur der **Mittelstrahl** ist relevant. Er fließt nach der kurzen „Reinigung" der Harnröhre und ist am neutralsten. Für die Anwendung brauchst du:

- Einen sauberen Becher
- Frischen Urin – direkt nach dem Aufwachen ist er oft am gehaltvollsten
- Einen ruhigen Moment
- Saubere Hände

Am besten sammelst du den Urin im Sitzen oder in der Hocke. Der Mittelstrahl kann dann direkt verwendet werden – z. B. mit einem sauberen Stofftuch, einer Pipette oder einem Tampon, je nach Methode (siehe Kapitel 3).

Wann lieber nicht anwenden?

Auch wenn Eigenurin gut verträglich ist, gibt es Situationen, in denen du vorsichtig sein solltest:

- Bei akuten Harnwegsinfekten oder Fieber
- Wenn du gerade Antibiotika einnimmst (wegen Rückständen)
- Bei Schwangerschaft nur nach Rücksprache mit einer erfahrenen Fachperson
- Wenn du starke Schmerzen oder Blutungen hast – lieber ärztlich abklären
- Wenn du dich unwohl fühlst oder Widerstand spürst – nichts erzwingen

Dein Gefühl ist entscheidend. Du bist keine Patientin. Du bist eine Spürende. Dein Körper kennt den Weg.

Die ersten Versuche – behutsam und ohne Zwang

Wenn du neugierig bist, beginne klein:

1. **Wasche deine Hände.**
2. **Nimm den Mittelstrahl in einem Becher auf.**
3. **Tupfe ein Stofftuch oder Wattepad damit an.**
4. **Lege es für ein paar Minuten auf die äußere Vulva.**

Mehr nicht. Nur fühlen. Riechen. Erleben. Ohne Urteil.

Später kannst du dich steigern: einige Tropfen mit einer Pipette an den Eingang der Vagina geben. Oder – wie viele Frauen berichten – einen mit Urin befeuchteten Tampon für 10–20 Minuten einführen.

Was du dabei spürst, ist sehr individuell. Einige berichten von Wärme, andere von einem klaren

„Reinheitsgefühl". Manche schlafen danach besser. Andere erleben Träume. Alles ist erlaubt. Nichts ist Pflicht.

Intimbereich als Ort der Heilung – nicht der Kontrolle

Vieles, was uns beigebracht wurde, dreht sich um Kontrolle: pH-Wert-Kontrolle, Geruchskontrolle, Blutungskontrolle. Dabei vergessen wir, dass unser Intimbereich kein Ort der Kontrolle ist, sondern ein Ort der Intelligenz. Die Vagina reinigt sich selbst. Sie schützt sich. Sie trägt Erinnerung. Und sie kann sich regulieren – wenn wir ihr nicht ständig dazwischenfunken.
Eigenurin stört nicht. Er ergänzt. Er flüstert. Und in dieser Zartheit geschieht etwas: Vertrauen.

Erste Rückmeldungen aus meinem Kreis

Eine Frau sagte: „Ich habe meine Vagina das erste Mal nicht als Ort des Mangels, sondern als Quelle erlebt."
Eine andere: „Ich kann es nicht erklären, aber es ist, als würde mein eigener Körper mir selbst etwas geben, was kein Medikament je geben konnte."
Und eine Dritte: „Ich habe mich nie sauberer gefühlt."
Das sind keine Versprechen. Das sind Erfahrungen. Und sie gehören nicht mir – sie gehören uns allen.

Kapitel 3 – Methoden und Techniken der Anwendung

Eigenurin zur Förderung der Scheidengesundheit zu nutzen, beginnt mit einer Entscheidung: der Entscheidung, dem eigenen Körper nicht mehr misstrauisch, sondern partnerschaftlich zu begegnen. Und wie in jeder echten Partnerschaft braucht es Sorgfalt, Geduld und Respekt. Du musst nichts sofort „können". Du musst nichts „aushalten". Du darfst ausprobieren – in deinem Tempo.
Dieses Kapitel stellt dir die wichtigsten Techniken zur praktischen Anwendung vor. Du wirst sehen: Du brauchst kein Labor, keine Spezialgeräte – nur sauberes Material, etwas Zeit und den Wunsch, dich selbst zu stärken.

1. Die äußere Auflage – für Einsteigerinnen und zur täglichen Pflege

Diese Methode ist ideal für Frauen, die sich langsam annähern möchten. Sie ist sanft, risikoarm und oft schon überraschend wirksam.
Was du brauchst:
- Frischen Mittelstrahlurin (morgens ist er am konzentriertesten)
- Ein weiches, sauberes Stofftuch (Baumwolle oder Molton)
- 5–10 Minuten Ruhe

So geht's:
1. Sammle deinen Urin direkt nach dem Aufwachen.

2. Tränke das Tuch mit dem Mittelstrahl – nicht zu nass, nur befeuchtet.
3. Lege es behutsam auf deine äußere Vulva (zwischen die Schamlippen, nicht tief).
4. Bedecke dich mit einer Decke oder bleib ruhig sitzen.
5. Nimm das Tuch nach einigen Minuten wieder ab, reinige dich nicht – lass es einziehen.

Anmerkung:
Diese Anwendung ist besonders hilfreich bei Trockenheit, leichtem Brennen oder einem Gefühl der Unruhe im Intimbereich. Manche Frauen spüren direkt ein wohliges Gefühl. Andere erst nach mehreren Tagen. Gib dir Zeit.

2. Der Tropfen an der Pforte – gezielte Befeuchtung des Eingangs

Wenn du bereit bist, einen Schritt weiterzugehen, kannst du beginnen, deinen frischen Urin in kleinster Menge gezielt an den Eingang der Vagina zu geben. Diese Methode ist sehr hilfreich bei beginnenden Reizungen, nach dem Geschlechtsverkehr oder einfach zur sanften Rückverbindung.

Was du brauchst:
- Einen kleinen Urinauffangbecher
- Eine Pipette oder Einmalspritze (ohne Nadel)
- Frischen Mittelstrahlurin

So geht's:
1. Gib etwa 2–4 ml Urin in den Becher.
2. Zieh ihn mit der Pipette oder Spritze auf.

3. Führe den Tropfen vorsichtig an den Vaginaleingang – nicht in die Tiefe.
4. Bleib danach einen Moment sitzen oder liegen – lass die Schleimhaut arbeiten.

Optional: Du kannst auch mit dem Finger arbeiten – nimm etwas Urin auf und massiere ihn sanft ein.

Hinweis:
Der Kontakt kann ungewohnt sein. Wenn du ein leichtes Kribbeln oder Wärmegefühl wahrnimmst, ist das ein gutes Zeichen. Es deutet darauf hin, dass die Schleimhaut durchblutet wird.

3. Der Urin-Tampon – tiefergehende Anwendung

Diese Methode eignet sich bei anhaltenden Beschwerden wie wiederkehrenden Infektionen, Trockenheit oder nach Antibiotika-Behandlungen. Sie erlaubt dem Urin, länger im Vaginalraum zu verweilen, ohne zu überfluten.

Was du brauchst:
- Einen handelsüblichen Tampon (ohne Duftstoffe, aus Bio-Baumwolle)
- Einen kleinen Becher frischen Urins
- Ein wenig Öl zur leichteren Einführung (optional)

So geht's:
1. Tauche den Tampon in den Mittelstrahlurin, bis er sich gut vollgesogen hat.
2. Drücke ihn leicht aus, sodass er nicht tropft, aber feucht bleibt.
3. Führe ihn wie gewohnt in die Vagina ein – möglichst sanft.
4. Verweile damit 20–30 Minuten. Bleib in Ruhe. Lies ein Buch. Atme.

5. Ziehe den Tampon langsam heraus und entsorge ihn. Nicht auswaschen oder wiederverwenden.

Achtung:

Diese Methode sollte nicht täglich durchgeführt werden. 1–2-mal pro Woche reicht oft aus. Achte auf dein Gefühl. Bei stärkeren Reizungen oder Unsicherheit: zuerst mit der äußeren Anwendung beginnen.

4. Die Stehhocke – Urin fließen lassen und halten

Dies ist keine klassische Anwendung, sondern eher eine Praxis der Selbstbeobachtung und des Körpergefühls. Du setzt dich über ein Gefäß, lässt ein wenig Urin ab – und versuchst, mit deinem Beckenboden den Rest bewusst zurückzuhalten. Danach spürst du, wie dein Körper reagiert – oft wird Wärme oder sogar eine leichte Lust spürbar. Der Effekt: Du schulst deine Verbindung zwischen Blase, Scheide und Gefühl.

Was du brauchst:
- Einen ungestörten Moment
- Ein Gefäß, über das du hocken kannst
- Eine Decke oder ein Tuch für danach

So geht's:
1. Stell dich breitbeinig über das Gefäß und geh leicht in die Hocke.
2. Lass 1–2 Sekunden lang Urin ab, dann halte inne.
3. Spüre, was in deinem Becken passiert.
4. Setz dich danach hin, hülle dich ein und beobachte.

Diese Übung ist besonders für Frauen geeignet, die ihren Beckenboden bewusster spüren

möchten. Es ist eine Einladung, nichts zu tun –
sondern zu erleben.

5. Die Baumwoll-Einlage – diskrete Tagesanwendung

Diese Technik eignet sich für Frauen, die
regelmäßig eine leichte Versorgung wünschen –
z. B. bei beginnender Trockenheit, nach dem Sex
oder als tägliches Ritual. Sie ist sehr diskret und
alltagstauglich.

Was du brauchst:
- Kleine, weiche Baumwollpads oder
  Stoffslipeinlagen
- Frischer Mittelstrahlurin
- Eine feuchtigkeitsundurchlässige Hülle (z. B.
  Periodenunterwäsche oder einfache
  Baumwollhose)

So geht's:
1. Befeuchte das Pad leicht mit frischem Urin.
2. Lege es in deine Unterhose wie eine
   Slipeinlage.
3. Trage es für 1–2 Stunden – nicht länger.
4. Entsorge oder wasche das Pad sofort nach
   dem Tragen.

Wichtig:
Urin sollte nicht eintrocknen. Er wirkt frisch – nicht
abgestanden. Wenn du unterwegs bist, nimm dir
ein Wechselpad mit.

Wann du aufhören solltest
Jede Methode hat ihre Grenze. Du solltest eine
Anwendung unterbrechen, wenn:
- Ein Brennen nicht nach kurzer Zeit nachlässt
- Du dich unwohl oder unrein fühlst

- Es zu auffälligem Ausfluss kommt
- Du emotional stark reagierst und es nicht einordnen kannst

Du darfst jederzeit stoppen. Nichts in diesem Buch ist eine Verpflichtung. Es ist eine Sammlung von Möglichkeiten – du wählst.

Wie oft ist sinnvoll?

Das hängt ganz von dir ab. Einige Frauen machen täglich eine sanfte Auflage. Andere wenden den Tampon nur bei Beschwerden an. Hier ein grober Rhythmus zur Orientierung:

- **Äußere Anwendung:** täglich bis mehrmals pro Woche
- **Pipette/Tropfen:** bei Bedarf, auch täglich möglich
- **Tampon:** maximal 1–2× pro Woche
- **Einlage:** gelegentlich, nicht über Nacht

Führe ein kleines Tagebuch, wenn du magst. Es hilft, Reaktionen zu beobachten und dein eigenes Muster zu finden.

Der stille Dialog

Alle hier beschriebenen Methoden führen letztlich zu einem Ziel: Du sollst dich wieder in Beziehung zu dir selbst erleben – ohne Scham, ohne Leistung, ohne „Hygiene-Druck". Du gibst dir etwas zurück. Und dein Körper antwortet.
Die Techniken sind Werkzeuge. Sie sind nicht der Weg selbst. Der Weg bist du.

Kapitel 4 – Zyklus, Hygiene und emotionale Prozesse

Die Vagina ist kein Ort der Linearität. Sie ist kein Objekt, das funktioniert oder versagt. Sie lebt im Rhythmus – mit dem Mond, mit dem Blut, mit den Jahreszeiten des Körpers. Darum verändert sich auch die Wirkung jeder Methode, je nachdem, wann du sie anwendest. Wenn du mit deinem eigenen Urin arbeitest, arbeitest du nicht nur mit einem Stoff – du arbeitest mit Zeit. Mit dir. Und mit dem, was sich durch dich bewegt.
In diesem Kapitel lade ich dich ein, deine **Zyklen zu beachten**, **Hygiene neu zu verstehen**, und die **emotionale Tiefe** dieser einfachen Praktiken wahrzunehmen – denn sie kann überraschend sein.

1. Der Zyklus als Wegweiser
Dein Monatszyklus ist nicht nur eine Folge von Hormonschwankungen – er ist ein innerer Kompass. Jede Phase bringt andere Bedürfnisse, andere Empfindlichkeiten, andere Möglichkeiten.
Menstruation
Während der Blutung ist der Intimbereich besonders empfindlich. Die Schleimhäute sind durchlässiger, viele Frauen fühlen sich körperlich geöffnet, weich oder auch verletzlich.
Urinanwendung:
Während der Regel empfehle ich keine inneren Anwendungen. Wenn du möchtest, kannst du einen Tropfen Mittelstrahl auf die äußere Vulva geben – zur Beruhigung, gerade bei Wundgefühl durch Binden oder Reibung. Manche Frauen

erleben es als wohltuend. Andere verzichten bewusst. Beides ist richtig.

Follikelphase (nach der Blutung bis zum Eisprung)
Diese Zeit ist körperlich meist die stabilste. Die Schleimhäute bauen sich auf, der Körper fühlt sich kraftvoller, die Vagina ist oft feuchter und widerstandsfähiger.

Urinanwendung:
Jetzt ist der beste Moment, um mit neuen Techniken zu beginnen oder regelmäßig zu arbeiten. Der Tampon ist in dieser Phase am besten verträglich, und auch Pipettenanwendungen werden meist als sehr angenehm erlebt.

Eisprung
In der Mitte des Zyklus verändert sich der Ausfluss – er wird klarer, dehnbarer. Viele Frauen spüren mehr Lust, Weite, Offenheit.

Urinanwendung:
Wenn du in dieser Zeit mit Urin arbeitest, kannst du mit sehr kleinen Mengen große Wirkung erzielen. Der Körper nimmt leichter auf. Einige berichten, dass sie nach der Anwendung mehr Feuchtigkeit und stärkere Libido spüren.

Lutealphase (nach dem Eisprung bis zur Regel)
Diese Phase ist häufig sensibler. Die Haut kann trockener sein, das Gewebe reagiert stärker auf Reize. Viele Frauen erleben emotionale Schwankungen.

Urinanwendung:
Jetzt ist Vorsicht geboten. Die Methoden sollten sanfter werden – kurze Einlagen oder äußerer Kontakt sind oft besser als innere

Tamponanwendungen. Spür gut hinein. Wenn du dich gereizt fühlst, lass es lieber.

2. Hygiene – neu gedacht

Hygiene ist nicht Sauberkeit. Hygiene ist Fürsorge. In unserer Kultur wird Hygiene oft mit Geruchslosigkeit, Sterilität und glatten Oberflächen verbunden. Die Vagina passt da nicht hinein – sie riecht, sie blutet, sie lebt. Viele Frauen verwenden aggressive Produkte, parfümierte Intimwaschlotionen, synthetische Unterwäsche – in der Hoffnung, „sauber" zu sein. Doch oft erreichen sie das Gegenteil.

Wenn du mit Eigenurin arbeitest, bedeutet Hygiene:

- **Frischer Mittelstrahl.** Immer direkt verwenden, niemals aufbewahren.
- **Saubere Materialien.** Stofftücher auskochen, Pipetten auswaschen, Tampons nie doppelt benutzen.
- **Intuitives Spüren.** Wenn etwas sich „zu viel" anfühlt, pausiere.
- **Keine Mischung mit anderen Produkten.** Keine Salben, Öle oder Sprays kombinieren – der Urin wirkt pur am besten.

Du wirst merken: Die Anwendung wirkt nicht „unsauber". Im Gegenteil – viele berichten von einem Gefühl tiefer, stiller Reinheit. Und diese Reinheit hat nichts mit Duft zu tun. Sie kommt aus dem Erleben: „Ich habe mir etwas zurückgegeben, ohne mich zu beschneiden."

3. Was du im Alltag beachten solltest

Einige praktische Hinweise, die aus Erfahrung wichtig sind:

- **Trink ausreichend.** Dein Urin soll klar und mild sein, nicht brennend. Wer viel Wasser trinkt, spürt sofort: der Urin wird weicher.
- **Verzichte auf Zucker, Alkohol, Medikamente vor der Anwendung.** Sie verändern Geruch und Wirkung. Wenn du z. B. Antibiotika einnimmst, warte einige Tage nach Ende der Einnahme, bevor du mit der Anwendung fortfährst.
- **Zieh Baumwolle an.** Keine eng anliegenden, synthetischen Stoffe. Deine Vulva will atmen.
- **Vermeide Stressanwendungen.** Mach es nicht, „weil du es musst". Dein Körper spürt das. Tu es nur, wenn es sich nach Zuwendung anfühlt.

4. Emotionale Reaktionen – der stille Raum

Viele Frauen sind überrascht, was passiert, wenn sie mit ihrem eigenen Urin arbeiten. Es bleibt nicht immer auf der Körperebene. Denn mit dem Urin kehrt auch etwas zurück, das wir lange weggesperrt haben: die Frage, wie wir uns selbst begegnen.
Es kann sein, dass du:

- **Traurigkeit** spürst – ohne zu wissen, warum
- **Wut** empfindest – auf das Bild, das du jahrzehntelang von deinem Körper hattest

- **Ekel** in dir aufsteigen lässt – und dich dann fragst, woher er wirklich kommt
- **Scham** fühlst – nicht wegen des Urins, sondern wegen dem, was dir über deine Weiblichkeit erzählt wurde
- **Stille** erlebst – eine seltene, reine Form von Gegenwart

Diese Gefühle sind kein Fehler. Sie sind Wirkung. Heilung ist nicht nur Besserung – Heilung ist Begegnung. Und manchmal öffnet ein Tropfen mehr als hundert Gespräche.

Ich habe viele Frauen erlebt, die nach der ersten Tamponanwendung weinten. Nicht weil es weh tat – sondern weil es etwas berührte, das sie vergessen hatten. Ein Gefühl von Rückkehr. Ein Gefühl von „Ich bin mir nicht mehr fremd."

5. Und wenn du nichts spürst?

Auch das ist normal. Nicht jede Anwendung führt sofort zu einem „Aha"-Moment. Manchmal wirkt der Urin auf feine Weise – stabilisierend, beruhigend, ohne dass du es benennen kannst. Vertraue darauf, dass dein Körper registriert, was du tust. Es ist ein neues Gespräch, kein Befehl.

6. Wenn es dir unangenehm ist

Nicht jede Frau kann sich sofort mit dieser Praxis anfreunden. Manche haben Missbrauch erlebt. Andere kämpfen mit Selbsthass oder Körperabwertung. Wieder andere sind kulturell so geprägt, dass Urin als unrein gilt.

Wenn du zu diesen Frauen gehörst, möchte ich dir eines sagen: Du bist nicht falsch. Du musst nichts tun, was sich nicht richtig anfühlt. Du darfst

dir auch Zeit nehmen. Vielleicht liest du erst
einmal nur. Vielleicht übst du mit Wasser, um den
Berührungsweg zu lernen. Vielleicht brauchst du
ein Gespräch. All das ist richtig.
Dieses Buch ist kein Muss. Es ist ein
Möglichkeitsraum. Geh ihn in deinem Tempo.

7. Die innere Haltung zählt

Du kannst Urin anwenden wie ein Medikament.
Oder du kannst ihn empfangen wie eine
Botschaft. Der Unterschied liegt nicht im Stoff –
sondern in dir.
Wenn du ihn als Teil von dir erkennst, als etwas,
das dein Körper klug und fein ausbalanciert hat –
dann spürt deine Vagina das. Nicht auf
magische Weise, sondern ganz körperlich:
weniger Reibung, mehr Feuchte, weniger Alarm.
Der Körper reagiert auf Zugewandtheit. Nicht auf
Technik.

Kapitel 5 – Stimmen von Frauen

Manche Dinge muss man nicht erklärt bekommen. Man muss sie hören. Spüren, wie andere Frauen sie sagen – mit Stimme, mit Unsicherheit, mit dem ganz persönlichen Tonfall. Deshalb möchte ich in diesem Kapitel nicht mehr erzählen. Ich höre zu.
Hier sprechen Frauen, die den Weg mit Eigenurin selbst gegangen sind. Einige anonym, andere offen. Keine ist gleich. Aber jede hat etwas gefunden, was größer ist als das Thema selbst: sich.

Anna, 34 Jahre, Hebamme
„Ich kannte Urin als Notfalltrick – bei Quallenstichen, bei Brennnesseln. Aber dass ich ihn mal gezielt an meiner Vulva anwenden würde? Niemals gedacht. Ich hatte nach der Geburt meines zweiten Kindes ständige Irritationen. Jucken, Brennen, mal mehr, mal weniger. Alles sah normal aus – aber es fühlte sich nicht normal an. Eine Kollegin erwähnte beiläufig, dass sie nach jeder Geburt zwei Tage lang Urin als Auflage macht – wegen der Rückbildung. Ich war irritiert. Dann neugierig.
Beim ersten Mal fühlte es sich komisch an – aber nicht schlecht. Ich tupfte frischen Morgenurin auf ein Baumwolltuch, setzte mich aufs Bett und wartete. Und plötzlich – nichts. Kein Reiben, kein Stechen. Nur Ruhe. Seitdem mach ich's regelmäßig, vor allem in der zweiten Zyklushälfte. Ich brauche nichts mehr aus der Apotheke. Nur mich."

Ela, 61 Jahre, verwitwet, still

„Ich spreche kaum mit jemandem darüber. Aber mit mir rede ich oft. Und irgendwann sagte mein Körper: Mach's einfach. Ich hatte nie große Probleme da unten – aber ich hatte auch nie ein gutes Gefühl. Es war immer ein blinder Fleck. Als würde ich da nichts empfinden dürfen.
Ich las von dir, Mutter Hautberg, in einem Heft. Dann hab ich es probiert. Ganz einfach: Urin auf Watte, leicht zwischen die Schamlippen gelegt. Ich dachte, ich spür da nichts. Aber dann kam etwas anderes: Wärme. Nicht körperlich. Irgendwie seelisch. Ich weinte. Still. Ohne Drama. Nur so – wie wenn man endlich jemandem zuhört, den man jahrzehntelang ignoriert hat. Ich mache das jetzt einmal pro Woche. Es ist mein stilles Ritual."

Zahra, 28 Jahre, Tänzerin

„Ich bin mit der Vorstellung aufgewachsen, dass alles, was aus dem Körper kommt, schmutzig ist. Vor allem dort unten. Ich hab mich jahrelang gewaschen, gewaschen, gewaschen – und immer war da dieser Geruch, dieses Ziehen. Kein Arzt fand etwas.
Dann hab ich bei einer Freundin ein Buch von dir gesehen. Ich hab's ihr geklaut. (Ich hab's ihr später gesagt und es ihr zurückgegeben.) Ich hab drei Wochen gebraucht, bis ich mich getraut hab. Dann stand ich nackt im Bad und dachte: Ich mach das jetzt. Nur ein Tropfen.
Und plötzlich war alles anders. Der Geruch veränderte sich. Nicht weil ich ihn bekämpfte –

sondern weil ich ihn annahm. Mein ganzer Bezug zu meinem Schoß hat sich verändert. Ich tanze jetzt anders. Ich atme anders. Ich liebe anders."

Marlene, 47 Jahre, Büroangestellte, zwei Teenager

„Ich war nie eine, die auf alternative Sachen stand. Ich hab immer alles gemacht, was mein Frauenarzt sagte. Cremes, Salben, Zäpfchen. Es half nie lange. Ich hab eine Art chronische Reizung entwickelt – die berühmte ‚idiopathische Vulvodynie'. Übersetzt: keiner weiß, warum es brennt.

Dann hat mir eine Kollegin erzählt, dass sie sich mit Eigenurin behandelt. Ich hab sie ausgelacht. Später hab ich heimlich gegoogelt. Es dauerte Wochen, bis ich mich traute.

Ich begann mit Pipettenanwendung. Jeden zweiten Tag ein Tropfen an den Eingang. Keine Revolution – aber eine Entwicklung. Die Beschwerden wurden seltener. Und: ich bekam ein neues Gefühl für meinen Körper. Heute würde ich sagen: Ich habe mir selbst erlaubt, mich zu heilen. Nicht komplett. Aber ehrlich."

Lotta, 22 Jahre, Studentin

„Ich hab die Pille abgesetzt und plötzlich war mein ganzer Körper ein Chaos. Trockene Schleimhäute, ständiger Ausflusswechsel, Pilze, Bakterien – alles. Ich fühlte mich schmutzig und krank, obwohl ich es nicht war.

Eine Dozentin sprach in einem Nebensatz über Urintherapie. Ich fand das eklig. Aber ich las trotzdem weiter. Und irgendwann dachte ich: Schlimmer kann's nicht werden.

Ich hab an einem Sonntagmorgen angefangen. Becher. Mittelstrahl. Tampon. Nur fünfzehn Minuten. Ich dachte, ich bilde mir alles ein. Aber drei Tage später war mein Ausfluss stabil. Und ich fühlte mich endlich nicht mehr so… fremd. Ich mach das jetzt regelmäßig. Meist nur äußerlich. Es ist wie ein Gespräch mit meiner inneren Haut."

Sabine, 53 Jahre, Brustkrebspatientin in Remission

„Nach der Chemo war alles anders. Nicht nur die Haare. Auch der Geruch meines Körpers. Die Schleimhäute. Ich konnte mich selbst kaum noch riechen. Ich war fremd geworden.

Eine Freundin gab mir einen Satz mit: ‚Gib dir zurück, was dich kennt.' Das war der Wendepunkt. Ich habe nicht sofort mit Urin gearbeitet. Erst Tee. Dann Dampfbäder. Dann, irgendwann, ein kleiner Versuch.

Es war keine schnelle Heilung. Aber es war eine Rückkehr. Ich roch wieder nach mir. Mein Mann sagte: ‚Du bist wieder du.' Und das war der Moment, in dem ich wusste – mein Körper will nicht nur leben. Er will wieder gehören. Auch dort."

Rita, 39 Jahre, Bäuerin aus der Uckermark

„Ich bin pragmatisch. Ich hab Tiere, Stall, drei Kinder, keine Zeit für Esoterik. Aber ich bin auch keine, die sofort zur Chemie greift. Als ich im Herbst immer wieder Juckreiz hatte, kam meine Mutter mit dem Vorschlag: ‚Mach's wie die alten Frauen. Eigenurin.'

Ich hab's gemacht. Auf Watte. Morgens und abends. Nach drei Tagen war Ruhe. Ich hab kein Bedürfnis mehr, irgendwas zu kaufen. Ich hab alles, was ich brauch. Manchmal ist es so einfach, dass man es kaum glauben will."

Fazit dieser Stimmen
Was sich durch all diese Stimmen zieht, ist kein Dogma, kein Wunder, keine Heilsversprechen – sondern ein **leiser Weg zurück zur Selbstachtung**. Diese Frauen haben keine Ersatzreligion gefunden. Sie haben sich selbst gefunden. Oder besser gesagt: sich erinnert.
Urin ist nicht magisch. Aber er trägt etwas in sich, das stärker ist als viele glauben: **Verbindung**. Er verbindet Innen und Außen. Anfang und Ende. Abgabe und Rückkehr.

Kapitel 6 – Rituale, Rhythmen, Rückverbindung

Es gibt einen Unterschied zwischen einer Maßnahme und einem Ritual.
Eine Maßnahme folgt einem Ziel: Ich tue A, um B zu erreichen.
Ein Ritual folgt einer Haltung: Ich tue A, weil es mich erinnert, weil es mich ordnet, weil es mich in Verbindung bringt.
In den vergangenen Kapiteln hast du gelernt, wie Eigenurin körperlich angewendet werden kann.
Jetzt geht es darum, wie du daraus **eine persönliche Praxis** machen kannst – ohne Starrheit, aber mit Herz. Eine Form, die dir hilft, **mit deinem Schoßraum in Kontakt zu bleiben**, ohne dass du ständig daran „arbeiten" musst.

---

1. Das Morgenritual – Der erste Tropfen gehört mir
Der Moment nach dem Aufwachen ist kostbar.
Die Welt ist noch nicht laut. Der Körper ist weich, das Denken still. Genau hier kann ein einfaches Ritual Kraft entfalten – nicht als Pflicht, sondern als Einladung.
Vorschlag: Der eigene Tropfen
- Geh in dein Bad oder bleibe direkt am Bett.
- Fang deinen Mittelstrahlurin in einem kleinen Becher auf.
- Gib ein wenig auf ein sauberes Tuch oder direkt auf deine Fingerspitzen.
- Berühre damit deine äußere Vulva – achtsam, ruhig, ohne Reiben.
- Sprich innerlich: „*Ich gebe mir zurück, was ich bin.*"

- Atme ein paar Mal tief in den Schoß – dann wasch dir die Hände und beginne den Tag.

Du wirst merken: Es geht nicht nur um den Tropfen. Es geht um das **Bewusstsein**, dass du morgens zuerst mit dir in Kontakt gehst – nicht mit der Welt.

---

2. Die Wochenpflege – Sonntag für mich

Viele Frauen berichten, dass sie sich im Alltag verlieren. Arbeit, Kinder, Termine – der eigene Körper rückt nach hinten. Doch genau deshalb lohnt es sich, **einen Tag pro Woche zu markieren**, an dem du deinen Körper als Mittelpunkt behandelst.

Vorschlag: Das Sonntagstampon-Ritual

- Nimm dir 30 Minuten Zeit.
- Bereite alles vor: einen Tampon, ein sauberes Tuch, einen kleinen Becher.
- Sammle frischen Mittelstrahlurin und tränke den Tampon darin.
- Lege dich in Ruhe auf dein Bett, decke dich zu, führe den Tampon ein.
- Spüre deinen Atem. Wenn Gedanken kommen, lass sie vorbeiziehen.
- Nach 20–30 Minuten entferne den Tampon und bleibe noch kurz liegen.
- Schreib, wenn du magst, einen Satz in ein kleines „Körpertagebuch" – wie war's?

Dies ist kein medizinisches Protokoll. Es ist ein **Zeichen an dich selbst**, dass du Raum verdient hast. Jede Woche. Immer wieder.

---

3. Der Wärme-Rhythmus – Urin und Körpertemperatur

Wärme öffnet. Nicht nur die Haut, auch die Psyche. Besonders in kalten Monaten oder bei innerer Unruhe kann es heilsam sein, die Anwendung mit sanfter Wärme zu verbinden.

Kombinationen mit Wärme:

- **Warmes Tuch:** Tränke ein Stofftuch mit Urin, lege es auf die Vulva und bedecke es mit einer Wärmflasche.
- **Wärmebad für den Schoß:** Setz dich auf ein kleines, warmes Kissen oder eine heiße Kirschkernpackung, nachdem du äußerlich Urin aufgetragen hast.
- **Dampf-Sitzbad:** Erhitze Kamillentee oder Wasser mit Frauenmantel, gib wenige Tropfen frischen Urins hinein und setz dich für 10 Minuten darüber.

Die Wärme verstärkt die Aufnahme über die Schleimhäute. Aber noch mehr: sie bringt dich **emotional ins Weiche.**

---

4. Das Abendritual – Reinheit ohne Reinigung

Am Abend tragen wir vieles mit uns: Worte, Bilder, Spannungen. Auch der Schoßraum merkt das. Vor allem wenn du einen Tag erlebt hast, der dich „festgemacht" hat, kann ein ruhiges Abendritual dich in deine Mitte zurückführen.

Vorschlag: Die kleine Rückgabe

- Geh vor dem Schlafengehen kurz zur Toilette.
- Fang einen kleinen Mittelstrahl auf.
- Gib mit dem Finger einen Tropfen Urin sanft an den Scheideneingang.

- Setz dich danach noch kurz ans Bett, mit geschlossenen Augen.
- Spüre: *Ich brauche keine äußere Reinigung. Ich bin heil.*

Dieser Moment muss nicht groß sein. Aber er trägt dich. Manchmal stärker als eine Stunde Yoga.

---

5. Der Zykluszyklus – Monatsritual im Rhythmus des Blutes

Einmal im Monat ist die Zeit des Rückzugs. Ob du blutest oder nicht – du spürst, wann dein Körper sagt: *Jetzt will ich nicht „funktionieren" – jetzt will ich nur sein.*

Hier kann ein besonderes Ritual dir helfen, dich mit deinem Schoß wieder zu verbinden – jenseits der Anwendung, im **ehrlichen Lauschen**.

Vorschlag: Der weiße Tag

- Nimm an einem Tag deiner Wahl keinerlei Fremdstoffe in dich auf.
- Kein Parfüm, kein Deo, keine Einlagen, keine Seife – nur dich.
- Morgens gibst du dir einen Tropfen Urin an deine Haut.
- Danach bleibst du „weiß" – rein, ungeschmückt, roh.
- Du nimmst keine Anwendung vor – sondern nur Verbindung.

Dieser Tag ist ein Geschenk. Nicht für die Welt. Für dich. Weil du lebst. Und weil dein Körper weiß, wie das geht.

---

6. Verbindung mit Atmung und Beckenboden

Der Urin ist kein Fremdkörper. Aber oft ist unser eigener Beckenraum ein solcher. Durch Trauma,

Konditionierung oder mangelnde Körperarbeit. Deshalb kann es hilfreich sein, einfache Atem- und Spürübungen mit der Anwendung zu verbinden.

Vorschlag: Urin-Atem
- Setze dich nach der Anwendung (Tropfen oder Tampon) bequem hin.
- Schließe die Augen.
- Atme bewusst in den Bauch – und dann tiefer in den Beckenraum.
- Mit jedem Atemzug stelle dir vor, wie der Urin seine Information abgibt.
- Spüre nicht „die Vagina" – sondern die **Verbindung zwischen Urin, Haut und Gefühl.**

Manche Frauen berichten, dass sie in diesen Momenten wieder Zugang zu **körperlicher Lust** finden – nicht sexuell im engeren Sinne, sondern tief verbunden mit Lebendigkeit.

---

7. Und wenn du nur eine Minute hast?
Rituale müssen nicht lang sein. Auch in einer Minute kann eine Wahrheit liegen.

Ein-Minuten-Ritual:
- Fang morgens deinen Mittelstrahl auf.
- Gib einen Tropfen an deinen Puls oder Nacken.
- Atme tief.
- Flüstere (oder denke): „Ich bin mir nah."

Dieser Satz wirkt länger, als du denkst.

Wozu das alles?

Vielleicht fragst du dich irgendwann: Warum all diese Rituale? Warum all dieser Aufwand um ein bisschen Urin?

Die Antwort ist einfach:

Weil du wichtig bist.

Weil dein Körper es wert ist.

Weil es Zeit wird, dass wir Frauen uns nicht mehr ständig selbst vergessen.

Und weil ein einziger Tropfen – bewusst zurückgeführt – manchmal mehr heilt als jede Therapie:

Weil er nicht von außen kommt. Sondern von dir.

Und weil das, was von dir kommt, kein Makel ist – sondern eine Gabe.

Kapitel 7 – Grenzen, Kritik und Selbstverantwortung

So ehrlich wie dieses Buch begonnen hat, so ehrlich soll es weitergehen. Es gibt keinen Platz für Idealisierung oder Dogma, wenn es um den eigenen Körper geht. Ja – ich glaube an die Wirksamkeit von Eigenurin. Ja – ich habe viele positive Erfahrungen gesammelt und begleitet. Aber: **Nicht jede Methode passt zu jeder Frau. Und nicht jeder Moment ist der richtige.** Deshalb widmet sich dieses Kapitel jenen Fragen, Zweifeln und realen Einschränkungen, die wichtig sind. Denn die Grundlage jeder echten Körperarbeit ist nicht Vertrauen in eine Methode – sondern **Verantwortung für sich selbst**.

---

1. Was Eigenurin nicht ist
Zuerst das Wichtigste:
Eigenurin ist kein Allheilmittel.
Er kann regulieren.
Er kann stabilisieren.
Er kann Verbindungen wiederherstellen.
Aber er ersetzt keine gründliche medizinische Diagnostik, wenn ernsthafte Symptome auftreten. Schmerzen, starke Blutungen, ungewöhnlicher Ausfluss, Fieber oder anhaltender Geruch können Zeichen für Infektionen oder andere Erkrankungen sein – hier ist ärztliche Klärung notwendig.
Eigenurin kann unterstützen. Aber er kann nicht alles auffangen, was ignoriert oder übergangen wurde. Manchmal braucht es ein Antibiotikum. Manchmal braucht es Operationen. Manchmal

braucht es Psychotherapie. Und das ist keine Niederlage – das ist Realität.

---

2. Wann du verzichten solltest

Es gibt Situationen, in denen du auf die Anwendung im Intimbereich lieber **verzichten solltest**, zumindest vorübergehend:

- **Bei akuten Harnwegsinfekten:** Der Urin enthält dann Keime, die zusätzlich reizen können.
- **Bei Fieber oder Infektionen im Körper:** Warte ab, bis dein Immunsystem sich beruhigt hat.
- **Während der Einnahme starker Medikamente:** Rückstände können im Urin landen – z. B. Chemotherapeutika, Psychopharmaka, Antibiotika.
- **Während oder nach Bestrahlung:** Die Schleimhäute sind oft empfindlich – Eigenurin kann hier zu Reizungen führen.
- **Nach gynäkologischen Eingriffen:** Wunden brauchen Zeit zur Heilung. Bitte nicht zusätzlich belasten.
- **Bei ungeklärten Schmerzen im Unterbauch:** Erst abklären lassen, dann entscheiden.

Du bist keine Versagerin, wenn du in solchen Fällen pausierst. Du bist verantwortungsvoll.

---

3. Wenn du keine Wirkung spürst

Auch das gehört zur Wahrheit: Es gibt Frauen, die probieren die Anwendung – und spüren einfach nichts. Keine Veränderung. Keine Erleichterung. Keine Rückmeldung vom Körper.

Manche werden dann ungeduldig. Oder glauben, sie hätten „etwas falsch gemacht". Aber: Das ist keine falsche Anwendung. Es ist einfach **eine andere Körperantwort**.
Mögliche Gründe:

- Dein Körper braucht länger – manche reagieren erst nach Wochen.
- Deine Beschwerden haben andere Ursachen – z. B. hormonell, psychisch, strukturell.
- Du bist im Widerstand – der Körper schützt sich vor dem, was du selbst noch nicht annehmen kannst.
- Du erwartest zu viel – Druck blockiert oft die Wirkung subtiler Mittel.

Wenn du nichts spürst, lass es ruhen. Geh zurück zu einer einfacheren Form: die äußere Berührung, der Tropfen auf die Haut, das Gespräch mit dir selbst.

---

4. Kritik von außen – Wie gehst du damit um?

Du wirst auf Unverständnis stoßen. Das ist sicher. Vielleicht in deiner Partnerschaft, im Freundeskreis oder sogar in medizinischen Gesprächen. Die wenigsten Menschen haben sich je ernsthaft mit Eigenurin beschäftigt – viele verbinden damit Ekel, Notlösungen, Esoterik.
Wie du damit umgehst, hängt von dir ab.
Hier einige Möglichkeiten:

- **Wissen hilft.** Informiere dich, damit du erklären kannst, warum du tust, was du tust.
- **Du musst dich nicht rechtfertigen.** Deine Entscheidung ist privat.

- **Verzichte auf Missionierung.** Du bist keine Predigerin. Du bist eine Erlebende.
- **Beziehe dich auf Wirkung, nicht auf Theorie.** Sag, was du spürst – nicht, was andere glauben sollen.

Manche Menschen brauchen einfach länger, um das zu verstehen. Und manche werden es nie tun. Beides ist in Ordnung.

---

5. Wenn es zu intensiv wird

Eigenurin kann körperlich sanft, aber emotional stark wirken. Manche Frauen berichten von Träumen, Erinnerungen, sogar von plötzlichen Weinkrämpfen. Andere werden wütend, traurig, verwirrt.

Das liegt nicht am Urin selbst. Es liegt daran, dass wir **unsere eigene Intimregion oft über Jahrzehnte ignoriert oder abgewertet haben**. Wenn dort etwas zurückkehrt, kann das starke innere Prozesse auslösen.

Wenn du merkst, dass dich diese Reaktionen überfordern:

- Pausiere. Gib dir Zeit.
- Schreib auf, was kommt. Ohne Bewertung.
- Sprich mit jemandem, der dich ernst nimmt.
- Nimm Kontakt zu einer Heilpraktikerin, Hebamme oder Körpertherapeutin auf.

Du bist nicht „komisch". Du bist in Bewegung.

---

6. Was ist mit Partnern und Sexualität?

Eine häufige Frage: **Darf mein Partner das wissen? Soll ich es verheimlichen? Ist das eklig?**

Hier gibt es keine Regel. Aber ich gebe dir Gedanken mit:

- Wenn du dich schämst, wird dein Körper das merken.
- Wenn du dich annimmst, kann auch ein Partner dich annehmen.
- Es gibt keinen Zwang zur Offenheit – aber auch keinen Grund zur Heimlichkeit.

Manche Frauen berichten, dass ihre Sexualität sich durch die Anwendung verändert hat: mehr Feuchtigkeit, mehr Gefühl, mehr Selbstverständnis. Andere sagen, sie hätten ihren Körper wieder als erotisch erlebt – aber ganz **aus sich heraus**, nicht im Blick des anderen.

Du entscheidest, wie weit du diese Erfahrung teilst. Vielleicht ist das Ritual ganz deins. Vielleicht wird es Teil eurer Intimität. Vielleicht verändert sich dadurch eure Kommunikation. Alles ist möglich.

---

7. Selbstverantwortung ist Selbstliebe

Das Wichtigste zum Schluss:

Dieses Buch kann dir zeigen, was möglich ist. Es kann dir Methoden geben, Erfahrungsberichte, Erklärungen. Aber **es kann dir keine Verantwortung abnehmen**. Die trägst du. Und das ist gut so.

Denn jede Frau ist anders. Jede Vagina ist anders. Jeder Lebensweg ist anders.

Du wirst nicht krank, weil du falsch lebst.

Du wirst nicht gesund, weil du alles richtig machst.

Du bist kein Projekt. Du bist ein Körper. Eine Haut. Eine Geschichte.

Eigenurin ist keine Erlösung. Er ist ein Werkzeug. Ein Stoff, der dir gehört. Und der dir etwas

zurückgeben kann – wenn du bereit bist,
zuzuhören.

Kapitel 8 – Die Rückkehr zur Quelle

Wenn du bis hierher gelesen hast, bist du einen Weg gegangen, den nicht viele betreten. Einen Weg, der nach innen führt. Einen Weg, der Fragen stellt, bevor er Antworten gibt. Und vielleicht warst du manchmal überrascht. Vielleicht auch irritiert. Vielleicht hat dich dieser Weg an etwas erinnert, das du lange vergessen hattest: **Dass du ganz bist.**

Es war nie das Ziel dieses Buches, eine neue Wahrheit zu verkünden. Es ging nie um eine Methode, die alle anderen ersetzt. Es ging um **dich** – und um deine Entscheidung, **deinem Körper wieder zu vertrauen**. Ohne Filter. Ohne Urteil. Ohne Anleitung von außen. Sondern mit einem Mittel, das du selbst erschaffst: deinem Urin.

Und mit einer Geste, die viel größer ist als ihre Technik: **die Rückgabe an dich selbst.**

---

1. Der Ursprung ist nicht außen

Viele Frauen verbringen Jahrzehnte damit, zu suchen: nach der richtigen Pflege, dem richtigen Partner, dem richtigen Gefühl. Wir vergleichen uns. Wir testen Produkte. Wir lesen Tests. Wir prüfen Gerüche, Konsistenzen, Reaktionen.

Aber fast niemand sagt uns: *Du hast alles in dir.* Was du brauchst, ist oft nicht neu. Es ist nicht selten. Es ist nur vergessen.

Eigenurin ist kein Wundermittel, weil er selten ist. Er ist ein Wundermittel, weil er **immer da war** – aber nicht gesehen wurde. Wie viele Körperteile, wie viele Gefühle, wie viele Sehnsüchte, die wir

weggeschoben haben, weil sie „nicht passend"
waren.

Dieses Buch will dich daran erinnern:

Du bist nicht falsch.

Du bist nicht zu viel.

Du bist nicht eklig.

Du bist Ursprung.

---

2. Die Quelle bist du

Wenn ich „Quelle" sage, meine ich nicht nur das
Organ, aus dem der Urin kommt. Ich meine dich
als Ganzes.

Du bist eine Quelle von Wärme, von Nähe, von
Selbstregulation. Dein Körper ist nicht darauf
angewiesen, ständig berichtigt zu werden. Er ist
kein Konstruktionsfehler. Er ist ein sich
regulierendes System. Und der Urin ist Teil dieser
Sprache.

Wenn du beginnst, ihn nicht mehr als Abfall zu
betrachten, sondern als **Botschaft**, verändert sich
etwas. Nicht nur dein Blick auf deine Vulva oder
deine Schleimhaut – sondern dein **Blick auf dich.**

Du wirst leiser. Aufmerksamer. Und du spürst:

Nicht alles, was fließt, ist loszuwerden.

Manches will zurückkehren.

Manches will gesehen werden.

Manches will gehört werden.

Und manches will genau dahin, wo es herkam.

---

3. Die Haltung der Rückgabe

Was geschieht, wenn du den ersten Tropfen
zurückgibst?

Nicht äußerlich, nicht technisch – sondern
innerlich?

Du durchbrichst einen jahrzehntelangen Reflex: *Was aus mir kommt, ist schlecht. Ich muss mich reinigen. Ich muss mich verbessern.*

Stattdessen sagst du: *Was aus mir kommt, darf zurück. Es ist nicht falsch. Es ist nicht fremd. Es ist nicht zu viel.*

Diese Haltung verändert.

Sie heilt nicht nur die Schleimhaut.

Sie heilt das Verhältnis.

Denn **zwischen dir und deinem Körper war lange Funkstille.**

Jetzt beginnt wieder ein Gespräch.

---

4. Scham als Hautschicht

Viele Frauen sagen: *Ich konnte nicht gleich anfangen. Ich hatte zu viel Ekel, zu viel Unsicherheit, zu viel Abwertung.*

Das ist keine Schwäche. Das ist **Erinnerung an Unterdrückung**.

Jahrhundertelang wurde Frauen beigebracht, dass ihre Körper zu viel riechen, zu viel bluten, zu laut sind. Dass sie verdeckt, verbessert, angepasst werden müssen. Unsere Vulva wurde nie gesehen wie ein Arm oder ein Auge. Sie wurde sexualisiert, benutzt, beschämt.

Kein Wunder, dass der Gedanke, Urin – den „niedrigsten" Körperstoff – dorthin zurückzugeben, Widerstand weckt.

Aber genau hier liegt die Kraft:

Wenn du die Scham berührst, ohne sie zu bekämpfen, beginnt sie zu schmelzen.

---

5. Die stille Integration

Was bleibt von dieser Praxis nach einigen
Wochen, Monaten, vielleicht Jahren?

- Du wirst nicht mehr bei jedem Ziepen in
  Panik verfallen.
- Du wirst weniger brauchen, um dich wohl
  zu fühlen.
- Du wirst besser spüren, wann du Ruhe
  brauchst – und wann Bewegung.
- Du wirst seltener Produkte kaufen – und
  öfter still sein.
- Du wirst beginnen, über deinen Schoß nicht
  mehr nur zu denken, sondern ihn **zu
  spüren.**

Das ist keine Revolution.
Das ist Rückkehr.
Leise. Unauffällig. Aber tief.

---

6. Wenn du anderen Frauen begegnest

Du musst nicht laut werden. Aber du darfst klar
sein.
Wenn andere Frauen dich fragen: *„Warum
machst du das?"* – dann antworte nicht mit
Studien oder Zitaten. Antworte mit einem Satz,
der **deine Wahrheit** trägt.
Zum Beispiel:

- *„Weil mein Körper mir etwas sagen wollte,
  und ich habe zugehört."*
- *„Weil ich mir vertraue – mehr als einem
  Produkt."*
- *„Weil ich nicht länger gegen mich arbeite."*

Manche werden dich anschauen wie ein Rätsel.
Andere werden nicken.
Und eine wird später zu Hause den Mittelstrahl
auffangen – und sich erinnern, dass du den Mut

hattest, **über den Tellerrand der Scham hinauszublicken.**

---

7. Eine Haltung für das Leben

Eigenurin ist ein Werkzeug. Aber was du entwickelst, ist viel mehr: **eine Haltung.**

- Eine Haltung des Respekts für deinen Körper.
- Eine Haltung der Selbstverantwortung.
- Eine Haltung der inneren Autorität.
- Eine Haltung, die auch in anderen Bereichen wirkt: Beziehungen, Entscheidungen, Sexualität.

Denn wenn du lernst, mit dem **unauffälligsten Teil deines Körpers liebevoll zu arbeiten**, wirst du auch im Rest deines Lebens sanfter, klarer, unbestechlicher.

Du wirst spüren:

Was ich aus mir gebe, darf zurückkehren.

Was ich bin, muss ich nicht verstecken.

Was ich brauche, ist nicht weit weg. Es ist da.

---

8. Letzte Worte

Ich habe dieses Buch nicht geschrieben, um einen Trend zu setzen. Ich habe es geschrieben, weil ich gesehen habe, **wie viele Frauen an sich zweifeln**, obwohl sie nichts falsch machen. Weil ich gesehen habe, wie eine Berührung mit dem Eigenen eine ganze Biografie verändert.

Vielleicht brauchst du nicht alles aus diesem Buch. Vielleicht reicht dir ein Tropfen. Vielleicht reicht dir ein Satz. Vielleicht reicht dir das Wissen:

Du bist gemeint. Du bist genug. Du darfst zurückkehren.

Wenn du das spürst, dann hast du bereits begonnen.
In Liebe,
Mutter Hautberg
Im Vertrauen auf jede Frau, die sich erinnert.

Danksagung

An meine Haut,
die nie aufgehört hat, zu spüren.
An meine Schleimhäute,
die mir leise Zeichen gaben, als ich sie noch
ignorierte.
An meine Urinblase,
die mich nicht verlassen hat, als ich sie nur als
Funktion betrachtete.
Und vor allem:
An die Frauen, mit denen ich diesen Weg teilen
durfte.
Ihr Mut, ihre Fragen, ihr leises Nicken nach der
ersten Anwendung –
das hat dieses Buch geformt.
Ich danke auch den Zweiflerinnen,
den Zurückgezogenen, den Beschämten –
ihr seid genauso Teil dieser Bewegung wie jene,
die laut sprechen.
Möge jede Frau sich wieder berühren dürfen.
Möge jede Frau sich wieder als Ursprung
erkennen.
Möge der Tropfen, den wir zurückgeben, auch
ein Zeichen sein:
Dass wir nie verloren waren.
Mutter Hautberg

Anhang: Kurzüberblick zur Anwendung
Wann?

Zeitpunkt	Empfohlen für
Morgens nach dem	Frischester Urin, bester Zeitpunkt für Auflage oder Pipette

Zeitpunkt	Empfohlen für
Aufwachen	
Nach dem Sex	Zur Beruhigung und Feuchtigkeitsregulierung
In der zweiten Zyklushälfte	Gegen Trockenheit, Reizungen, emotionale Stabilisierung